Cartas pra Pepita

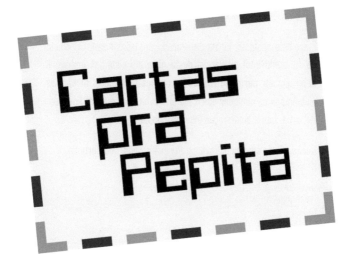

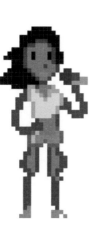

Mulher Pepita

Todos os direitos reservados © 2019

É proibida qualquer forma de reprodução, transmissão ou edição do conteúdo total ou parcial desta obra em sistemas impressos e/ou digitais, para uso público ou privado, por meios mecânicos, eletrônicos ou qualquer outro tipo de mídia, com ou sem finalidade de lucro, sem a autorização expressa do autor.

Curadoria de conteúdo: Rayanna Pereira e Anderson Barbosa
Revisão: Revisa – Consultoria Textual

Agradecimentos especiais a Leonardo Adami, Fátima Pissarra, Mari Campos e equipe Music2Mynd.

Catalogação na Publicação (CIP)

P422c	Pepita, Mulher. 1983-
	  Cartas pra Pepita / Mulher Pepita – 1ª ed. – São Paulo: Monocó Literatura LGBTQ+, 2019.
	
	  160 p. : 12cm x 17cm
	
	  ISBN 978-65-806370-4-1
	
	  1. Relacionamentos. 2. Conselhos amorosos. 3. Autoajuda. I. Título.
	
	CDD 869.6
	CDU 82-6 / 613.885

Rääännn!!!

Eu tenho certeza que
**você nasceu pra viver
uma vida maravilhosa!**

Já parou de reclamar e
começou a agradecer?

O começo de tudo...

Quando eu estudava, no Rio, eu sempre fui muito próxima das minhas amigas e acabava sempre fazendo o papel de conselheira delas com os boys. Passados alguns anos eu acabei indo pra São Paulo, morar e trabalhar, depois de uma decepção muito grande que eu tive com um antigo empresário, e chegando lá eu fui até agência Music2Mynd. Nessa mesma época foi lançado o IGTV - uma ferramenta do Instagram - e a Fátima Pissarra, diretora da Music2Mynd, me convidou pra gravar o piloto do programa que se tornaria o #cartasprapepita.

Eu gravei a primeira semana, teve a festa de lançamento e depois disso começaram as gravações semanais. A cada programa, a cada episódio, eu ficava muito assustada com os assuntos das cartas que eu recebia por e-mail e por *direct* no IG @pepita. Toda vez que eu chegava em casa depois das gravações, eu ficava 5 minutos no chuveiro chorando muito, tentando entender como o ser humano se sujeita a certas situações.

Tudo aquilo me fazia lembrar algumas das minhas histórias de amor #sqn. Por exemplo, quando eu namorei um cara por quase um ano, morávamos juntos, até que um dia a gente estava deitado, se preparando pra dormir... E ele sentou na cama, olhou no fundo dos meus olhos com uma voz que era uma mistura de medo, dúvida e pedido de socorro e me perguntou: "o que eu tô fazendo aqui, Pepita?". Eu fiquei olhando pra ele tentando entender aquilo tudo, - e ele tentando se explicar, dizendo que na verdade ele gostava de uma menina da igreja da mãe dele. Quando ele terminou de falar a única coisa que eu conseguia pensar era: cara, pera aí! Você tá há quase um ano comigo, gostando de outra, e tá perguntando pra mim o que você tá fazendo aqui?

Quando apareceu o #cartasprapepita na minha vida, eu escutei tantas histórias sobre tantas coisas, que eu me pegava pensando que as minhas histórias talvez fossem muito pequenas pra entrar num livro desses, tão bacana. Além disso, eu sou aquariana, né - não consigo ficar muito tempo sozinha, então eu já bati muito a cabeça tentando fazer dar certo.

Como foi naquele dia 24 de janeiro, já

morando em São Paulo, quando eu fui curtir um show da Pabllo Vittar com uma pessoa que eu namorava. Na madrugada de 24 pra 25 era aniversário da cidade de São Paulo e era também o meu aniversário... E eu não lembro até hoje qual foi a frase que ele me falou, mas lembro que na volta pro apartamento em que eu morava - a gente tinha acabado de entrar em casa - começou uma discussão horrível. Rolou muita discussão feia, ele saiu andando a esmo pela rua e eu fiquei lá. No meio dessa confusão toda, pelo nervosismo de tudo o que tinha acontecido, eu fiquei quase seis dias e seis noites sem dormir... E nesses seis dias, eu descobri que essa pessoa que eu namorava ficou vagando pela cidade, sem ter onde dormir, até que a família dele mandou um dinheiro ele que ele pudesse ir embora da cidade.

E assim... Eu fiquei pensando, que muitas das vezes a gente tem uma explosão tão desnecessária, por tão pouco. Olhando pra trás, eu poderia estar casada até hoje e sendo feliz... Ele foi um cara que eu amei, que eu sinto falta... Mas eu entendo que tudo tem seu tempo e sua hora de acontecer. Se eu tiver que voltar, casar com ele, perdoar e pedir perdão pelo que passou entre a gente, eu tenho certeza que eu vou estar mais madura, mais forte.

Eu nunca desisti do amor.
Nunca desisti de ser feliz, entende?

E no meio dessa confusão toda eu me apaixonei por esse programa. Eu me apaixonei por esse programa como mulher, como ser humano, como militante, como uma pessoa que aprendeu na marra o que é amor próprio e que é autoestima. Então, eu estou muito feliz de saber que o meu programa #cartasprapepita, comandado por uma travesti, consegue plantar uma semente no coração de pessoas que, muitas vezes e assim como eu já vivi, não entendem o que é o amor... O que é respeito... O que é felicidade.

Eu, *Priscila*, criadora do personagem *Mulher Pepita*, tenho muito orgulho de apresentar esse programa. E eu espero que você, que agora lê esse livro, também aproveite e viaje no mesmo sonho que um dia eu viajei. Um beijo bem gostoso pra você e...

Vamos ser felizes, sempre!

Oi, Pepita! Tenho 17 anos e me apaixonei por um homem maravilhoso. Ele fazia tudo pra mim... até que um dia ele mostrou suas garras. Ele queria tirar minha virgindade. Um dia ele me chamou para ir até a casa dele, para pegar um presente que havia comprado para mim. Quando entro no quarto, ele tava deitado na cama, nu, depois ele me agarrou e transamos. No dia seguinte, eu mandei uma mensagem para ele: "oi, amor". E ele respondeu: "ei, eu só queria tirar sua virgindade". Fim da história. Ele só queria tirar minha virgindade. Me ajuda a tirar ele da minha cabeça, Pepita! Beijos!

Preciso pôr meus óculos, porque, se é Matheus... é problema. Deixa eu começar falando que aos 17 anos, amor da minha vida, eu não estava pensando em namorar, entendeu? Aos 17 anos, estava querendo fazer um cursinho, uma faculdade. Bem patricinha, bem garota, enjoada mesmo! Voltando para sua história, eu gosto de falar que o diabo veste pele de cordeiro, animalzinho lindo, não é mesmo? Mas ele queria o quê? Uma saliência! Ele estava achando, mana, que você era a própria chapeuzinho vermelho; e ele, o lobo mal. E você ainda se fez, não é? Porque você contou que ele só queria tirar tua virgindade, e você ainda mandou uma mensagem no dia seguinte? Então, linda-linda, você também estava querendo! Senão, tinha era dado uma bloqueada nele ou ido até a delegacia.

Amor de "p" parece que, quando bate, vira tatuagem no corpo. Mas eu acho que você é muito nova, tem muito que conhecer, curtir e aprender. E logo vai conhecer um cara legal. A dica é a seguinte: enquanto não tem o brinquedo certo, se distrai com os errados.

É muito complicado se apegar por alguém que não foi verdadeiro — e eu achei que ele foi sujo, mau caráter —, mas, no final, ele foi verdadeiro, pois chegou e falou o que queria. E você sabia o que ia acontecer quando viu como ele estava quando vocês se encontraram. A partir de agora, vai com calma, você só tem 17 (D-E-Z-E-S-S-E-T-E) anos, tem muita estrada pela frente... ainda vai amar muito, chorar muito e se decepcionar, mas todas essas experiências só vão deixar você mais forte. Um beijo no seu coração.

Oi, minha diva, quero sua ajuda. Tenho 21 anos e nunca me assumi como homossexual para minha família porque tenho muito medo da reação do meu pai. Por isso, deixo de ter muitas amizades, sabe? Me sinto muito triste, choro quase todo dia, mas nunca consigo criar coragem para me libertar. Sou formado, mas vivo em uma cidade muito pequena, onde não tenho oportunidades... Minha vida está sem sentido, mana, o que eu faço? Estou desesperado.

É muito complicado porque a família é a base de tudo, mas, às vezes, temos que aprender a criar asas e voar. É difícil? Sim, é! Mas tem coisas na vida muito mais difíceis que a gente acha que não vai conseguir fazer e faz. O lema da nossa vida tem que ser sempre um só: eu quero; eu posso; eu consigo. Levar essas 3 palavras pra sua vida e tudo vai ser mais fácil.

Você já é uma pessoa formada, já se aceita da maneira que é... O que está faltando é você colocar uma mochila nas costas e procurar um lugar melhor. Eu não estou falando que morar com a família não é bom, quero mostrar que chega uma hora que nos sentimos sufocados e precisamos respirar, e você está nessa fase. Boa sorte e um beijo.

Meu primo pediu para que contasse essa história para você, pois somos seus fãs. Ele se envolveu com um padre. No início, começou a ir à igreja todos os domingos, bem católica, hahaha. Depois, enviou uma solicitação de amizade no Facebook do padre, que não demorou para aceitá-lo. Então, eles começaram a trocar mensagens. O padre pediu o número dele. Ao trocarem várias mensagens, o padre convidou o meu primo para jantar. Como nossa cidade é pequena, meu primo ficou sem coragem de sair com o padre, pois, se eles se envolvessem mesmo, meu primo teria que sair da igreja. Para não acabar com a carreira do padre, meu primo não aceitou ir ao jantar, mas eles ainda conversam e ele ainda pensa no padre até hoje.

Eu gostei bastante de sua atitude. Primeiro, pela coragem de contar isso; segundo, por não querer acabar com a carreira dele como padre, mesmo que na sua visão isso pareça uma aventura. Eu acho que você é muito novo, não é? Então, vai curtir sua vida, tem tanta coisa boa para fazer. Não importa se você mora numa cidade grande ou pequena, o importante é você ser feliz, mas ponha a mão na consciência, pois há terras que são bastante complicadas para pisarmos e algumas não podemos pisar de jeito nenhum, assim evitamos sofrer. Muito obrigado pelo seu carinho. Um beijo!

Terminei o meu relacionamento há pouco tempo e me envolvi com outra pessoa. Porém, meu ex-namorado mandou mensagem para o boy que eu estava flertando. E, desde esse acontecimento, o boy deixou de falar comigo. Ele mesmo me contou o que havia acontecido e disse que apagou a mensagem logo após ter lido. Eu trabalho ao lado do serviço do boy e ele passa por mim e finge que não me conhece. De repente, o irmão dele começou a falar comigo e me chamou para sair, mas não aceitei. Agora, nenhum dos dois fala comigo.

Quando um não quer, dois não brigam. Quem está dando confiança? É o irmão, certo? Então, bloqueia o outro irmão e acabou. ACABOU. E vai ser feliz, se não for com ele, vai ser com outro. Eu achei bastante chato o seu ex-namorado se envolver numa situação que ele não faz mais parte. Siga sua vida! Beijos!

Oi, dinda, estou precisando de um conselho seu. Influenciado por amizades, eu comecei a fazer trabalhos como garoto de programa. Sabe aquela amizade que fica colocando ideias na sua cabeça? Então, devido a essas influências, fiz algumas fotos, me anunciei e comecei a fazer esse trabalho. Porém, teve pessoas conhecidas que viram o meu anúncio na cidade e vieram falar comigo, questionar se, de fato, eu estava fazendo isso. Fiquei nervoso, afinal não queria que ninguém me julgasse, por isso neguei para alguns, mas acabei falando a verdade para outros. Numa conversa com minha amiga, que já é do ramo, ouvi que ninguém tem nada a ver com minha vida, afinal ninguém paga minhas contas. Porém, sinto que não é isso que eu quero para mim. Quando digo para ela que não quero fazer isso, ela sempre diz que sou burro por não optar por esse caminho e que estou perdendo tempo. Gosto muito dela, sabe, Pepi? Porém, estou muito confuso. Por favor, clareia minha mente, me ajuda!

Presta atenção, meu amor. Você não gosta de fazer programa, certo? Então, senta e conversa com sua amiga, não deixe que ela exerça esse poder sobre você. Se você não está se sentindo bem com isso, você não tem que fazer para agradar alguém. Não estou julgando ninguém, cada um tem sua própria vida, o importante é entender que precisamos respeitar a escolha do outro. Se você não quer fazer algo, não faça. Não dá para fazer só para agradar alguém. Além do mais, todo trabalho deve ser feito com amor — acredito que assim as coisas fluem melhor. Um beijo, linda-linda, e obrigada por contar sua história!

Ai, mulher, queria sua ajuda. Faz 9 anos que eu amo uma pessoa hétero. Queria saber o que fazer. Devo me declarar? Para ele, somos apenas amigos; para mim, não. Eu tenho amigas que dizem que o meu amor é platônico, e pode até ser, mas eu não aguento mais amar em silêncio. Devo correr atrás do "sim", afinal o "não" eu já tenho? Ei, Pepita, me ajuda! Eu amo os seus conselhos.

É muito difícil esse negócio de amor platônico. Eu tive na época da escola, quando eu fiz um cursinho, mas eu falei. Tem pessoas que são educadas e carinhosas, e sempre levamos isso para outro lado, pensando na possibilidade de ser um possível crush. E nem sempre as coisas funcionam assim. Às vezes, só você quer algo; e ele, não. O conselho é o seguinte: vai atrás do "sim". Mas, se a resposta for um "não", se não for a praia dele, você precisa respeitá-lo, é uma escolha dele. E a amizade continua... mas vá com calma! Nossa! São 9 anos, muito tempo. Boa sorte e um beijo!

Primeiramente, eu te amo. Tive um relacionamento, há alguns anos, extremamente complicado, foi uma fase bem conturbada na minha vida. Fui traído, agredido e, para ficar pior, o meu ex-namorado era muito ciumento, chegando até a me proibir de usar regata. Passaram-se alguns anos, não sinto nada por ele, nem mágoa, mas não consigo me relacionar com ninguém. Estou totalmente bloqueado. Me ajuda com sua sabedoria? Beijos no coração!

Ninguém é igual ao outro, linda-linda. Isso foi um aprendizado, pode ter certeza que no próximo relacionamento você vai se amar muito mais. O cara traiu você, agrediu e ainda tratou você como se fosse propriedade dele... Meu amor, ninguém tem o direito de querer que você seja igual ao outro. Você tem o direito de ser quem você é. Então, pode usar blusa regata, sim! E a pessoa que estiver ao seu lado deve respeitar suas escolhas. Esse cara não respeitou você, além disso ainda te agrediu física e mentalmente. Eu desejo que você consiga dar espaço para outra pessoa entrar na sua vida. O importante é não aceitar um relacionamento abusivo. Quem ama cuida; quem ama respeita. Um beijo!

Madrinha, me ajuda! Tenho 20 anos e sou de São Paulo. Eu me envolvi com um cara que sumiu, depois reapareceu e começamos a namorar. Ele sumiu há algumas semanas e hoje mandou mensagem para minha mãe dizendo que estava apaixonado por ela. É óbvio que minha mãe me mostrou a mensagem e pediu para que eu o bloqueasse. O que eu faço? Estou sem chão. Beijos, madrinha. Te amo!

Se você está sem chão, imagina eu... Eu chamaria o cara no WhatsApp e perguntaria o seguinte: "meu amor, você quer mesmo plantar uma semente nessa família, não é?". Sinceramente, tem coisas que são desnecessárias. A gente acaba levando para o humor, mas a verdade é que isso é uma falta de respeito. Como você namora uma pessoa e, em seguida, quer namorar a mãe dela? Se fosse comigo, eu já teria bloqueado. Foi muito bacana a atitude da sua mãe de pedir isso. Ele é muito cara de pau. E desencana, ele é um homem-âncora, só coloca você para baixo. Vai viver, aproveitar a vida. Boa sorte e beijos!

Estou muito confusa, Madrinha, me ajuda! Tenho 19 anos e namoro há 5 anos. Há um ano, eu queria dar uma ajuda ao meu namorado trazendo-o para morar na minha casa. Isso porque a mãe dele se mudou para outra cidade. Hoje, eu não o aguento mais. Já dei várias indiretas para ele ir embora da minha casa, mas depois fico com dó. Eu o amo muito, mas sinto que não estou preparada para essa vida de casada. Além do mais, está sobrando tudo para minha mãe, afinal ele não paga nenhuma conta. Pensando em garantir a nossa liberdade, pensei em achar um jeito de falar para ele ir embora, mesmo que isso atrapalhasse a vida dele, pois ele trabalha na minha cidade. Eu não sei o que fazer e, para piorar, eu acho que ele está me traindo. Moramos juntos e dormimos na mesma cama, mas vivemos brigando. Obrigado desde já e amo você!

Mana, o importante é que ele trabalha, ou seja, ele não vai ficar desamparado. Do mesmo jeito que você pôs ele dentro de sua casa, você precisa dizer que não dá mais, dê um prazo para ele se organizar e ir embora. Nessa confusão toda, você ainda envolveu uma terceira pessoa, que não tinha nada a ver com isso. A gente tem a mania de trazer problemas para a vida de terceiros, mesmo sabendo que não deveríamos envolvê-las. Esse problema é seu, você que tem que resolver. Você é uma mulher guerreira, que trabalha e estuda, assim como sua mãe, não tem a obrigação de ficar com um cara que não oferece carinho, companheirismo. Talvez, seja hora de terminar, linda-linda. É importante a gente se valorizar! Um beijo!

Oi, dinda! Estou num relacionamento há um ano e alguns meses. E estamos no vai e volta. Eu já gostei dele, mas, hoje, não rola mais, sabe? Eu nem consigo o beijar. Quando recebo uma ligação dele, já me dá um ranço enorme. Só de saber que vamos nos encontrar... até dói o coração. Por isso, fui conversar com ele, para terminarmos, mas ele começou a fazer chantagem comigo usando algumas fotos íntimas que mandei para ele. Nem sei se, de fato, ele ainda tem essas fotos, mas fiquei com medo de que isso vazasse. Sou mãe e não posso permitir que algo aconteça com o meu filho ou, sei lá, que ele faça algo contra mim e meu filho fique sem mãe. Pensei em menosprezá-lo, para ver se ele termina tranquilamente. Porém, até agora, não deu muito resultado. E se essa situação durar meses ou anos? Me ajuda!

Todas as pessoas que querem o mal das outras, para mim, são pessoas sem luz. As pessoas precisam entender que, quando um relacionamento acaba, elas têm que seguir seu próprio caminho... E você vai seguir o seu. Mesmo que você o menospreze, ele vai continuar perturbando, entendeu? Se você perceber que isso está saindo do seu controle, vai até uma delegacia. Ele precisa entender que acabou.

Dinda, eu estou muito triste. Minha depressão chegou no limite. O meu problema não tem nada a ver com minha garota, que, inclusive, me trata como uma rainha. Há duas semanas, estou vomitando sangue, não consigo comer nada, a minha sogra é quem cuida de mim, e isso me incomoda bastante, pois minha mãe acha que estou sendo dramática. Estou cansada. Eu e minha sogra estamos nos virando, arrumando um jeito de fazer um exame, uma endoscopia. O que me incomoda é a minha relação com minha mãe, eu a amo, mas não sei o que fazer. Estou sem chão, socorro!

Primeiro, vamos cuidar dessa saúde? Ir ao médico, fazer exames e se cuidar, é complicado vomitar sangue. Cuide da sua saúde! Depois, você pode tentar resolver o problema com sua mãe. Eu senti que você é um pouco orgulhosa. Então, aconselho a chamar sua mãe para conversar. Se estiver pronta para ouvir o que ela tem a dizer, procure-a. Mas, primeiro, lembre-se de cuidar da saúde. Depois, vá num salão, faz o cabelo, uma *make* e chame sua mãe para conversa. Veja bem, mãe é um ser humano maravilhoso, inclusive eu amo a minha. Mãe é uma coisa que não tem explicação, não deixe de mostrar para ela todo esse amor e carinho que você sente e chame para uma conversa. Um beijo no seu coração e vá cuidar da saúde, hein!

Oi, minha linda Barbie! Minha história não é nem um pouco polêmica, é só um desabafo de alguém que tem muita coisa na vida ainda. Eu tive um relacionamento ruim que durou quase 1 ano, aconteceu abuso e, posteriormente, estupro. E só tive noção disso quando saí fora, eu tinha 17 anos, e ele, 26. Antes, ele dizia que só era meu amigo, mas tinha segundas intenções, por isso eu sempre o rejeitei. Até que um dia, numa situação de carência e depois de muita insistência por parte dele, decidi que o namoraria numa decisão repentina. Quando estava nessa situação, acabei me afastando de pessoas queridas, como, por exemplo, o meu melhor amigo. Depois que voltei ao normal, retomei a amizade, mas agora me encontro numa situação muito confusa: creio que atribui um sentimento que não deveria a esse amigo. O problema é que ele só me vê como amiga ou, pelo menos, é o que parece. Para piorar, esse meu amigo não costuma falar dos seus sentimentos enquanto eu já falo bastante sobre isso. Mas eu sinto falta de alguém que se importe comigo. Estou me sentindo bem sozinha e sinto que ninguém vai me amar. Além disso, minha libido está meio baixa há um bom tempo, isso foi uma consequência desse antigo relacionamento. É difícil pensar que alguém goste de alguma coisa em mim, além do meu corpo, é claro. Ando bem desacreditada dessas relações. Para finalizar, estou escondendo o que sinto pelo meu amigo, e isso está me corroendo um pouco, mas nossa amizade é muito legal, e eu não queria que acabasse se eu contar e ele não sentir o mesmo. Eu não queria estragar tudo. Não sei se isso é pura carência ou se posso deixar de nutrir esse sentimento daqui a algum tempo, mas queria vê-lo somente como amigo, pois percebo que ele não se importa comigo da mesma forma como eu me importo com ele.

Ele se importa com você como amigo, não como namorado. Gata, isso está errado. Ele é seu amigo. Não confunda as coisas. Eu percebo que você está num momento de carência. Nessas horas, é bom tomar cuidado para não sair apontando para todos os lados e acabar se decepcionando de novo. Vai com calma! Procure alguma coisa para ocupar a sua mente. Que tal fazer um curso? Ou viajar para algum lugar e encontrar algum familiar? A dica é: ocupe sempre a sua mente. E não se iluda, ele está deixando claro que é só seu amigo. Um beijo para você!

Oi, rainha! Como está esse coraçãozinho aí? Você muda meus dias. Obrigado por ser você! Então, eu namorei um rapaz há 3 anos, e esse relacionamento durou 2 anos e 2 meses. Com o término, acabamos nos afastando porque, na época, não tinha maturidade suficiente para lidar com o amor. Três anos depois, ele me procura para tomar um litrão. Tenho certeza de que ele sabe que eu o amo, mesmo depois de tanto tempo. Tomamos umas cervejas na casa dele e rolou o sexo da saudade, depois conversamos até o dia amanhecer. No final desse rolê, arrumamos as coisas a fim de irmos para casa e ele me confessou que estava noivo e que iria casar dia 29 de março. Estou arrasado, dinda, e agora ele fica postando foto com declaração para o noivo todos os dias... Eu estou devastado. Me ajuda, rainha?

Oi, linda-linda! Já amei que ele falou a palavra mágica: litrão; além de tudo, vocês conversaram a noite toda. Tinha assunto, hein?! Mas, amiga, o bofe falou que ia casar, falou a data, só faltou o convite para o casamento! Você tentou, só que ele já está noivo. Então, o conselho é o seguinte: se afaste dele, bloqueia das redes sociais. Quando a gente fica acompanhando os passos da vida de uma pessoa que já passou pela nossa vida, isso acaba nos machucando. Ninguém é obrigado a passar por isso. Deixa ele ser feliz. Eu tenho um lema que sempre falo: o periquito voa quando sai da gaiola, podem passar semanas, meses, anos, mas ele sempre volta para se alimentar na gaiola que faz bem a ele. Então, se ele tiver que ser seu, só a vida vai dizer, entendeu? Por enquanto, vá escrever uma nova história para sua vida! Boa sorte e um beijo bem gostoso!

Oi, dinda, tudo bom? Eu estou aqui para falar um pouco da minha vida nos últimos 6 meses. Conheci um boy no Grindr há cerca de 6 meses, começamos a ficar e fomos nos conhecendo cada vez mais, porém vi que ele não me fazia bem por causa dos ciúmes e agressões físicas e psicológicas. Por isso, terminamos. Entretanto, na época em que terminamos, comecei a ser *stalkeado* por um louco nas redes sociais. Ele começou a ameaçar a mim e a minha família, por causa disso voltei para o meu ex-namorado. Eram muitas ameaças, inclusive até de morte. Porém, tudo começou a ficar muito suspeito... eu descobri que esse *stalker* era o maldito do meu ex (que agora é atual) e consegui provas disso. Na última semana, ele postou absurdos sobre mim, falando que eu tinha o agredido e perseguido. Desde então a minha vida está sendo um inferno! As pessoas na rua me olham com repúdio e ódio e eu tenho muito medo de sair de casa. Fui à polícia, mas não adiantou nada e, para piorar, eles disseram que "viado tem que aprender a se comportar". Quero muito sair daqui, mas minha condição não permite, então estou pensando em revidar e postar todas as provas que tenho contra ele. Será que devo fazer isso mesmo?

Oi, meu lindo. Já quero aproveitar e dizer que amo Salvador. No dia em que eu subir num trio elétrico e cair na Corda do Caranguejo, eu não saio daí nunca mais! Eu não gosto muito desses negócios de aplicativo. Eu entro lá e as pessoas vêm me falar que são meus fãs. Eu não estou à procura de fã, eu quero é beijar na boca! Mas vamos voltar para sua carta... uma situação bem séria. Você terminou com o garoto e ele continua ameaçando? Tem coisa que brilha, mas não é ouro! Eu estou assustada, ele tinha várias personalidades! Em resumo, ele precisa de tratamento, não é? A gente não paga o mal com a mesma moeda, por isso nada de revidar. Primeiro, eu estou apavorada com o que a polícia disse a você. Eu quero que você procure alguma ONG na sua cidade que possa ajudar você com essa situação. Temos que nos unir para ficarmos seguros. Hoje, você está desprotegido. Procure uma ONG e se cuide, não fique triste, pois isso serve de aprendizado. Não devolva o mal que te fizeram, pois Deus não dorme e, na hora certa, esse *stalker* vai receber o que ele merece. Que papai do céu abençoe você. Um beijo!

Não te conhecia, mas, por causa do canal do Matheus, já adoro você! Minha história é longa, mas vou resumir: tenho 24 anos e uma filhinha de 4 meses, eu tive um relacionamento com meu ex-noivo de 6 anos entre muitas idas e vindas. Num belo dia, me separei e conheci uma menina. A gente se aproximou e logo nos tornamos amigas, começamos a trocar mensagens e flertes até que fomos para a balada e depois de um beijo, chegamos no finalmente, onde nasceu uma amizade colorida. Não demorou muito para criarmos sentimentos e resolvermos assumir. Eu não estava preparada para jogar essa bomba na minha família, afinal pensei que teria todo apoio e foi totalmente o contrário. No meio desse momento delicado, ela ficou com um cara, eu voltei com meu ex e acabei engravidando de novo. O problema é que meu sentimento sempre foi por ela, então nos aproximamos novamente e eu resolvi me separar do ex, pois tinha certeza de que queria ficar com ela e só tinha voltado para ele por causa da minha filha e da ideia de ter uma família "tradicional". Hoje em dia, voltei para a casa da minha avó, estou com ela e a minha família sabe, mas não aceita. Para piorar, estou desempregada, mas procurando trabalho e deixo bem claro que, quando arrumar algo, alugarei uma casa e vou embora com a minha filha e minha companheira. Eles me ameaçam e dizem que vão tirar a guarda da minha filha para que ela não cresça no meio de sapatões. Ouço muitas coisas deles que me magoam... Me ajuda, Pepita?

Já começo falando que estar feliz é o que importa. Vai saber se você já não tinha essa essência e não estava brigando consigo e com seu pensamento? Mas aí, mana, você vai e engravida de novo do mesmo cara? Esse conceito de família está ultrapassado e hoje a gente sabe que tem muita mãe que é mais pai do que muitos pais por aí. E, outra coisa, filho não prende homem. Ele daqui a pouco vai engravidar outra, e outra, e outra, e vai continuar vivendo. Agora você tem que focar nesses dois seres que precisam de você para tudo. Sei que é importante estarmos bem com o que sentimos e, nesse momento, você precisa estar repleta de amor e felicidade, afinal você não está sozinha. A sua situação é bastante complicada, pois envolve crianças, família e o seu coração. Primeira coisa: estou na torcida para que você arrume um trabalho, pois tudo vai ficar muito mais fácil... vai dar para alugar seu cantinho, sustentar suas filhas e conseguir ser feliz, com ou sem sua atual parceira. Então, vai com calma, pois, no calor da emoção, a gente faz muita coisa sem pensar, o que pode trazer arrependimentos no futuro. Você tirou uma máscara da família tradicional e é muito difícil ser aceita, mas vai dar tudo certo, seu caminho vai ser muito iluminado! Um beijo!

Oi, maravilha de mulher! Quero compartilhar minha história, pois preciso de um conselho, uma luz. Sou casada. Hoje, meu melhor amigo é gay e nos falamos todos os dias, damos rolê juntos... fazemos tudo juntos! O problema é que acho que criei um sentimento maior do que amizade. Quando saímos e tem bebida envolvida, quase sempre a gente se beija, e é maravilhoso, mas sei que isso é errado... Me dá um conselho sobre essa situação, pois estou perdida. É tão ruim viver com esse sentimento, não converso sobre isso com ninguém.

Amei o maravilha de mulher! Quero deixar algo bem claro para as mulheres que têm amigos gays: eles não são bolsas de madames. Sempre falo que, quando não tem comida em casa, a gente come petisco na rua, mas primeiro tem que saber se seu amigo gosta dessa situação ou se ele está apenas curtindo o momento. Gata, vou dizer uma coisa: talvez ele esteja beijando você no calor da emoção, mas é complicado. Talvez seja o momento de chamá-lo para conversar, mesmo sabendo que a amizade pode ficar um pouco estremecida. Ele pode falar: "mona, não confunda". Ou sai com ele e fique sóbria. Fica só na aguinha — não faz feito eu e fica sem controle —, vai se hidratando. Aí, veja se ele vai dar em cima de você. Se isso não acontecer, aí é sua imaginação, mona. Ele é seu amigo gay. Imagina se um dia ele sair com um cara na sua frente? E se ele se apaixonar? Como ficam seus sentimentos? Para e pensa. Vou plantar essa semente na sua cabeça. Juízo e beijos!

Olá, Pepita. Tenho 18 anos e sou muito seu fã, você foi um dos degraus para que me assumisse gay. Muito obrigado! Sempre gostei de estudar, sempre fiz muitos cursos e me formei na escola ano passado, aos 17 anos. Hoje, faço faculdade de Pedagogia e dou aula para alunos com dificuldades de alfabetização. Está tudo dando certo na minha vida, porém tenho dois problemas com relacionamentos. Além de ser muito difícil arrumar um boy, meu primo, que se diz hétero e já casou e namorou com várias mulheres, sempre que termina um relacionamento, vem correndo atrás de mim. Fazemos sexo, é tudo maravilhoso, porém passa uns dias e ele some, só volta quando está desesperado. Fora que tem outro boy que parece gostar muito de mim, conversamos muito por mensagem, mas toda vez que marco de o encontrar, recebo uma desculpa. Me ajuda, Pepita, não quero mais ficar com meu primo, gosto muito do outro rapaz, mas não quero ser iludido outra vez. Me dá uma luz?

Meu lindo, muito obrigada pelo carinho e pela responsabilidade de tantas mudanças na sua vida. Mas, peraí, gata, o clima tava tão gostoso e tu me solta uma bomba dessas? Estou respirando fundo, linda-linda. Não vou dar uma luz, vou dar um poste de luz inteiro. Meu amor, que mente é essa? Você está precisando de clareza na sua vida. Primeiro, seu primo é uma confusão, pega você, pega mulher... mas o que importa é ser feliz. Só não se iluda! Primeiro passo é o seguinte: cortar as asas dele. Quando ele vier, fala que não quer, que não vai rolar nada, mesmo que isso deixe você arrasada. O outro está te enrolando muito? Bota tua catraca para girar, linda-linda. Não fica secando gelo, pois você não vai conseguir. O ser humano, quando quer, dá o jeito dele. Quando começa com muita desculpa, é porque não quer!

Aprenda uma coisa: quando a pessoa quer, ela faz; se começa a pôr muito ponto e vírgula onde não existe... é porque não quer nada com você. Não se iluda, não fique naquela esperança "ai, é o príncipe", porque ele não é! Continua focando nesse seu trabalho e eu tenho certeza que você vai crescer muito! Um beijo bem gostoso!

Oi, Pepita! Tenho 30 anos, sou casada há 11 anos e tenho duas filhas. Preciso da sua ajuda! Nos últimos anos, minha relação esfriou totalmente. Não sei o que faço para mudar essa situação. Ele é um cara incrível, me ajuda nos afazeres de casa, com as nossas filhas e está sempre presente. Mas o problema é: ele é muito meloso, grudento. Em resumo, faz tudo para me agradar e eu percebi que isso está me incomodando.

Estranha essa situação, mana. Mas eu acho que isso não te incomoda, não. Eu sou assim igual e ele. Se você me der o WhatsApp dele, vamos fazer um casal perfeito. Sabe por que eu estou dizendo isso? É muito bom a gente ter pessoas melosas do nosso lado, não precisa ser muito. Mas no mundo que a gente vive um "bom dia", "boa tarde", "boa noite", "como é que você está?", "já almoçou?" pode causar espanto na pessoa que recebe por falta de costume com esse cuidado e carinho. O ser humano está vivendo num momento de muito egoísmo, cada um vive dentro da sua bolha. Você tem um cara que ajuda em casa, com as filha e lambuza você de carinho. Mesmo assim, você não quer, linda-linda? Será que o erro não é seu? Quando terminar os 11 anos de casamento, você vai chorar? Vai, vai chorar! A gente tem uma mania horrível: quando termina o relacionamento diz que vai viver muito bem. Depois passa uma semana, você está bem e vai para um barzinho com as amigas, toma umas bebidinhas, come uns petiscos e a ficha começa a cair, aí você pensa: "eita! Eu fiz uma merda!". Então, tenta dar uma apimentada nisso aí. Procura ver onde que está o erro, e eu estou achando que está em você.

A virtude do ser humano é saber onde está errado e se redimir. Quantas vezes você não gritou e pediu a Deus para te dar um cara bacana? E você encontrou! Mas está reclamando. Cuidado com o egoísmo, pare de reclamar e comece a agradecer!

Dinda, estou tendo crises e mais crises de ansiedade. Sinto que estou começando a desenvolver Síndrome do Pânico. Perdi o meu irmão há dois anos e isso desencadeou todos os problemas na minha casa... Eu tentei ser um pilar para segurar todos. Guardei toda a minha dor no bolso e segui sorrindo, mas hoje está chegando o meu momento de dor e estou pagando o preço, você já passou por uma situação parecida? Como lidou? Eu tento procurar ajuda nos meus pais, mas eu não quero trazer mais um problema para eles, a morte do meu irmão desestruturou toda a família.

Quero dizer que sinto muito por você e sua família. E, às vezes, eu passo por umas situações dessas também. Sou carioca e moro em São Paulo, não conheço ninguém e todo mundo me conhece. Engraçado isso, não é? A minha rotina é trabalho-casa-casa-trabalho. Eu não tenho muitos amigos para conversar e desabafar. Meu melhor amigo é o celular, é onde vejo muitas histórias e consigo ocupar a minha mente. Mas o que eu quero que você pense é que talvez isso não seja uma missão sua, tentar ajudar as pessoas, tentar resolver a vida delas e, às vezes, absorver a vida delas. Tem pessoas que vieram ao mundo para serem ouvidas, tem pessoas que vieram para ajudar e outras que vieram para serem ajudadas. Quem tem Síndrome do Pânico precisa de ajuda profissional, então aconselho procurar um profissional. E eu fico aqui torcendo para que isso seja só uma nuvem passageira e que vá embora logo. Beijos.

Oi, Pepita, tudo bem? Eu tenho 25 anos e moro com os meus pais. Esse ano eu quero sair de casa, pois tenho muitos problemas de relacionamento com o meu pai. Na infância, eu sempre fui espancado por ele. Minha mãe nunca tomou nenhuma atitude em relação a isso e eu não entendo o motivo, mesmo ela já tendo visto ele me dar um chute na cabeça quando eu tinha 8 anos. Inclusive, ela já perdoou uma traição dele, mas eu não consigo entendê-la. Hoje, não consigo sentir nenhum afeto pelo meu pai, só mágoa e vontade de nunca ter que conviver com ele. A relação na minha casa sempre foi muito difícil, ele vive fazendo ameaças de espancar a mim e a minhas irmãs mais novas. Isso é exaustivo e me faz lembrar do que passei na minha infância... Eu amo a minha mãe, mas não entendo o motivo de ela só aceitar e não fazer nada. Fico com muita mágoa dela também. Eu não sei o que fazer, Pepita, minha vontade é de sair daqui e nunca mais ter contato. Eu não quero ter sentimentos ruins ao lembrar dele, mas é muito difícil. Me ajuda, por favor?

É complicado, é triste, é assustador. A única coisa que eu tenho para dizer é para você continuar lutando, porque agora é por você e pelas suas irmãs. Aconselho você a abraçar todas as oportunidades que aparecerem na sua vida. E saiba que eu senti, ao ler sua carta, o mesmo sentimento que você, mas pense em você, porque o domínio da sua vida e da sua história é seu. Lute por você e cresça por você. Beijos!

Oi, Madrinha! Fico com um boy há dois anos e no começo era só uma amizade colorida, mas estamos ficando sério desde o ano passado. O problema é que, quando ele está bêbado, ele diz que me ama e quer namorar comigo, mas no outro dia finge que nada aconteceu e nem toca no assunto. Fora isso, quando está longe, nunca me procura ou manda mensagem. E eu gosto dele de verdade, sabe? O que devo fazer?

Amor, deixa eu falar uma coisa para você: você foi muito verdadeiro por falar que gosta dele de verdade, mas já deu para ver que não é recíproco, ele quer curtir, entendeu? Se você acha legal se sujeitar a isso... é com você. A dica que eu dou é a seguinte: vocês já estão assim há dois anos e ele ainda não tomou uma decisão? Está na hora de colocá-lo sentado em uma cadeira e botar a faca no pescoço, "quer ou não quer?". Se ele não quiser, deixa ele viver a vida dele, e você vai viver a sua. A gente não tem que ficar preso dentro de uma bolha para fazer o outro feliz, porque eu vejo que você não está feliz. Beijos!

Pepi, tenho 16 anos e estou cursando o terceiro ano do ensino médio. Tenho um namorado, um ano mais velho do que eu. Juro! Nunca vi alguém fazer tanto por mim. Porém, meus pais não o aceitam, e eu não tenho uma boa convivência com meu pai. Fui molestada quando criança, mas quando tentei contar para minha mãe, ela preferiu acreditar nele. Não a culpo, sinto que isso é culpa dele, não dela. Mas, enfim, Pepi, com 18 anos quero sair de casa, morar com meu namorado e construir minha vida, mas todos sempre falam que eu não vou conseguir e a única pessoa que me apoia é o meu boy. O que eu devo fazer? Então, eu não sei se continuo debaixo das asas de quem sinto repúdio ou se sigo a sorte e vejo o que eu tenho para colher na vida. Sempre fui muito humilhada e jogada pra baixo na minha casa.

Deus pôs uma pessoa muito bacana na sua vida. Ele é seu namorado, seu cúmplice, seu amante, seu irmão. Quem sabe na outra encarnação ele foi uma pessoa muito boa para você e voltou para continuar fazendo esse trabalho? Então, aguenta só mais um pouco, pois muito em breve você vai sair desse ambiente. Eu quero muito conhecer, abraçar e dizer a você o quanto você é f*da. Sim, falei palavrão mesmo porque tem coisas na vida que a gente acha que não vai conseguir, mas conseguimos, sim. Você tem um anjo que é seu boy, nunca se permita receber essa energia negativa, que joga você para baixo. Sabe aquele ditado: quem canta e dança seus males espanta? Então, pronto, está triste? Vai ouvir uma música. Não discuta, porque você ainda é muito nova e precisa viver com a sua mãe por enquanto, mas eu tenho certeza de que vai dar tudo certo. Um beijo!

Ei, Pepita! Conheci um boy há dois meses e já dormimos juntos umas 4 vezes, mas ele veio me dizer que estava se apaixonando por mim um dia antes do Carnaval... Eu fingi demência e só voltei a falar com ele direito na quarta-feira de cinzas. Desde que ele me disse sobre essa paixão, mesmo sem me conhecer bem, está deixando bem claro que está muito gamado em mim, apesar de eu ter deixado claro que não queria nada sério agora, pois amo a minha vida de cachorrona. Acho que tudo isso se deve ao fato de eu nunca ter tido alguém que gostasse de mim. Estou me sentindo estranho, mas não sinto nada por ele, mesmo que ele seja um amor, educado e faça um sexo muito gostoso. O que eu faço? Mando a real, assim ele não criaria mais expectativa, ou espero mais um pouco para ver onde isso vai dar? Beijo e amo você!

Uma vez piranha, sempre piranha. Mas, às vezes, é bom ter algo fixo, não é, mana? É um direito seu curtir muito a vida, mas vai chegar uma hora que você vai se perguntar o que quer para o futuro. Então, se você, de fato, não quer, deixa que ele sinta algo por outra pessoa. Nós somos muito egoístas, pedimos tanto para encontrar uma pessoa carinhosa, bacana e honesta, quando aparece... Você finalizou a carta dizendo que não gosta dele, então acho legal chegar e falar que é melhor acabar. Vai por mim, vai ser melhor. Beijos!

Oi, madrinha, tudo bem? Meu problema é o seguinte: na minha casa, eu não tenho espaço de fala nenhum, tudo o que falo é motivo de olho torto e eu nunca estou certo, por isso quase nunca falo quando estamos juntos e algum assunto está sendo discutido. O que devo fazer para que os outros me ouçam mais? Beijos, amo você!

Continua tentando, uma hora alguém vai ouvir você. Porém, precisa prestar atenção no que vai falar, não fique com achismos, não se mostre nervoso, não precisa falar palavrão. Mostre para essas pessoas que você sabe falar e que você merece um espaço nessa família, que, inclusive, você faz parte. Um beijo!

Primeiramente, gostaria de dizer que te acho maravilhosa! No sábado, uma amiga da minha mãe veio na minha casa e trouxe o neto, que eu não via desde os meus 6 anos. Hoje, o menino tem 12 anos e eu fiquei apaixonado por ele. À noite, eu, ele e minha irmã ficamos conversando e acabei contando que eu sou gay, eu tenho 13 anos. Ele não ficou incomodado nem assustado. Eu acabei dizendo: "a gente ainda é criança, mas eu senti um amor tão grande por você... isso me magoa, pois eu tenho medo de ser rejeitado. Então, que tal voltarmos a esse assunto quando tivermos uns 15, 16 ou 18 anos?". No domingo, ele foi embora e eu fiquei muito triste, acabei tendo uma D.P.C. (Depressão por conta do crush). Eu não sinto mais nada por ninguém, só penso nele e eu precisava desabafar com alguém. Me ajuda, Pepita!

Fiquei até emocionada. Uma criança de 13 anos me contando uma história dessas? Caramba! Essa criança, mesmo demonstrando o seu sentimento, se pôs no lugar do outro. Eu queria tanto que pessoas de 20, 30 ou 40 anos tivessem a metade da metade da sua consciência. Foi você que me ajudou, você me ensinou que podemos ser felizes, mas tudo em seu tempo. Você tem apenas 13 anos e já se aceita como gay, já abriu seu coração para outra pessoa e percebeu que existe o tempo certo para algo acontecer. Beijos e obrigado pelo carinho!

Olá, mana, tudo bem? Conheci um boy há 4 anos. Quando nos conhecemos, ele era casado e nos encontrávamos sempre. Houve um momento em que ele se separou e nós continuamos ficando sem ninguém saber. Eu sou assumido apenas para os meus amigos e hoje ele está em outro casamento, mas não me deixa, me liga sempre e, quando há brigas no casamento, me procura. Porém, é uma situação que estou exausto. Então, resolvi bloqueá-lo das redes sociais, mas não consigo esquecê-lo. O que eu faço?

É muito complicado você ser segunda opção. Se isso não está fazendo bem para você, o que fez foi bastante certo. Agora, o difícil é esquecer, não é? Tem pessoas que passam na nossa vida e são como tatuagens, elas fixam na nossa pele, no nosso coração, na nossa vida. O meu conselho é o seguinte: dê um tempo ao tempo e vai ser feliz. De repente, você encontra uma pessoa. Eu sei que é complicado, mas eu tenho certeza de que você vai conseguir. Um beijo para você e obrigada pelo carinho.

Pepita, o negócio é o seguinte: já faz 1 ano e meio que eu me assumi para a minha família, mas eles não aceitam de maneira nenhuma e ainda pensam que há chance de eu virar hétero. O que me preocupa é eles terem uma reação negativa quando eu for morar sozinho. Tenho medo de algo muito ruim acontecer. O que eu faço? Estou fazendo faculdade fora, mas é perto da minha casa e, claro, ainda tenho muito contato com eles.

Amor, continua nessa faculdade. Agora o que está faltando é arrumar algo na área, não é? Vai com calma! Tudo tem seu tempo e sua hora para acontecer. Na hora certa, você vai conseguir resolver isso. Eu desejo tudo de bom e que as coisas deem certo. Beijos!

Me ajuda, dinda! Recentemente, conheci um carinha e fomos ao cinema, foi um encontro mágico. Saímos do cinema e fomos beber, fui para a casa dele e, chegando lá, transamos. Eu era virgem, e ele sabia. Após alguns dias, percebi que ele não era quem realmente demonstrava ser, então minha vida se tornou um inferno. Isso porque eu me apaixonei e ele dorme com todo mundo e todos da cidade o conhecem. Sou canceriano, sou doce, sou o tipo de pessoa que cuida do outro. Em uma noite na casa dele, ele disse: "essa semana tirei a virgindade de 3", e eu fiquei sem entender nada. Ele me usou e eu decidi tirar satisfações, fui até a casa dele, fiquei bêbado e falei várias verdades. Ele é mais velho, mas duvido que seja maduro... deve ter passado direto e apodrecido. Nos encontramos e ele chorou muito, abracei-o e disse que estaria ao seu lado. Porém, ele voltou a ser uma porcaria de pessoa. Conheci uma pessoa maravilhosa e nós estamos nos dando muito bem, mas eu não consigo esquecê-lo.

Esse lance de ser mais velho não tem nada a ver, o nome disso é caráter. Ele é um moleque, é isso que acho. Ele sai com pessoas e diz o que foi que ele fez, isso é muito feio e desnecessário. Finalmente, você se libertou e vem dizer que não consegue esquecê-lo? Vou dar uma dica: sempre que lembrar dele, lembra das coisas ruins que aconteceram, as mentiras e traições. Então, já sabe, não é, linda-linda? Teve saudade, lembra das coisas ruins, assim você cria ranço dele e, com certeza, a libertação vai vir. Um beijo!

Oi, rainha *fitness*! Me ajuda! Fui casado com um cara por 2 anos, ele foi meu primeiro namorado, primeiro amor e, inclusive, primeiro sexo. Ele era um príncipe até descobrir que, na verdade, era um sapo. Fui traído com mais de 20 caras e o pior é que quando soube disso, ele não negou, só me perguntou se eu queria continuar sendo corno. Sofri muito, mas passou. O problema é que todo cara que fico ou gosto já ficou com ele ou fica depois de ficar comigo. Será um carma, mulher? Será praga ou ele é apenas muito rodado?

Eu não estou acreditando! Ele perguntou se você aceitaria isso? Não é possível. E que situação, hein! Percebo que você quer sair dessa história, mas parece que a história não quer sair da sua vida. E, na realidade, além de ser uma situação muito feia, fica parecendo uma disputa entre vocês. Então, procura respirar outros ares, isso vai fazer muito bem! Um beijo!

Oi, dinda! Estou em um relacionamento há 1 ano e, como todos os casais, brigamos bastante, qualquer coisa vira uma afronta. De alguns tempos para cá, ele foi morar sozinho, e eu sempre o apoiei. Finalmente, estava tudo certo para morarmos juntos, mas ele começou a me deixar um pouco de lado, o que me fez começar a questionar as atitudes dele. Enfim, ele me falou que estava se sentindo sufocado e que eu estava muito no seu pé, também disse que me amava muito e que um tempo seria bom para nós. Eu estou muito mal comigo mesmo, tenho medo de perdê-lo, pois é o único que tenho na minha vida, já que não tenho amigos e não quero ouvir falar da minha família. Não sei o que fazer e nem como reagir a essa situação. Ele me falou que não estamos namorando, mas também não estamos solteiros. Espero que me ajude, madrinha, beijos!

Primeiro, pare de falar que ele é a única pessoa na sua vida, linda-linda. Precisamos parar de pensar que a pessoa que está ao nosso lado é a coisa mais importante da nossa vida. Presta atenção no que a dinda vai falar: se ele falou para você que iam morar juntos e, de repente, põe você no canto, a culpa não é sua. Pare de se culpar! Se fosse comigo, eu teria colocado a catraca para girar. Beijos!

Pepita, gata, mana, anjo! Me dê um conselho, mulher! Eu sou apaixonado por um amigo meu. Sério, é o meu primeiro amor, já me declarei várias vezes, mas ele sempre diz que não sente o mesmo por mim e que é hétero. Calma! Eu sei que parece ser um romance gay, onde o protagonista se apaixona por um hétero, mas não é. Já se passaram 3 meses depois que me declarei e ele me trata como se gostasse de mim, entende? Fala que me ama, que gosta de mim e que não quer me perder, diz que sou muito importante para ele. Recentemente, ele disse que poderia haver uma possibilidade de ele ser gay ou até bissexual, mas nunca fala que sente algo por mim. O que eu faço? Espero essa confusão passar para ele me dizer algo ou devo seguir minha vida de alguma maneira? Beijos e sucesso para você, fada sensata.

Ele está em cima do muro, não é? Ele acha que é gay ou bissexual. Ou é, ou não é. Meu amor, vai ser feliz. É muito complicado você criar uma esperança sobre algo que não dá para ter certeza. Você vai encontrar alguém que goste de você. Mas, se ainda quiser esperá-lo, enquanto ele não se decide, vai viver sua vida. Um beijo!

Olá, fada madrinha! Há uns 6 meses, comecei a conhecer um cara muito legal de uma cidade vizinha e, após algum tempo, começamos a sair. Há dois meses, estamos namorando sério e já conhecemos a família um do outro. O problema é que, por ele ser 10 anos mais velho — tenho 20 anos; ele, 30 —, eu fico com diversas inseguranças. Obs.: Ele mora sozinho, muitas vezes isso atrapalha nossa relação. Ele sempre se mostra disposto a melhorar, mas, por ser mais velho e desencanado, às vezes lida melhor que eu com algumas situações. Me dá uma luz, madrinha. Admiro você demais!

Linda, você leu o que me mandou? Acabei de ver que você disse que ele fazia o possível para melhorar as coisas. Calma! Vai curtindo! Se está fazendo você feliz, vá curtir! A gente quer muita perfeição, o problema é que a perfeição não existe. Um grande beijo e muitas felicidades a vocês.

Olá, minha diva, tudo bem? Sou casado há mais de 1 ano e meio e eu e o meu companheiro somos muito apaixonados um pelo outro. Nós temos um relacionamento sólido e verdadeiro, mas estamos passando por um dilema: ele está trabalhando em outro estado há uns 3 meses, e essa escolha me deixou muito chateado, porém ele disse que era preciso e que logo estaria de volta. Entendo que, de fato, é preciso e é algo bom, afinal ele está tendo experiências em sua área, só que agora o trabalho está quase terminando e ele veio com a história de que iria para outro estado e continuaria seu trabalho na empresa. Eu não concordo com a ideia de ele ir para tão longe por tanto tempo porque eu fico sozinho e é bastante difícil ir vê-lo constantemente, mas ele disse que essa experiência seria muito boa para ele. Me dá uma luz!

Por que ele não convida você para ir com ele? Durante esse tempo que ele passou em outro estado, você nunca recebeu o convite de ir até lá? Quem está fora da situação consegue ver que ele está pensando somente em si, agora está na hora de você fazer o mesmo. Só você sabe pelo o que está passando, então o conselho é o seguinte: se ele não vem até você, vá até ele. Às vezes, é muito bom falar no cara a cara, assim é mais fácil para você falar seus sentimentos e abrir o coração. E lembre-se: pense em você. Boa sorte e felicidades ao casal. Beijos!

Madrinha, estou passando por uma barra! Um belo dia sentou na minha frente um rapaz, que ficou me olhando e sorrindo para mim. Isso aconteceu por 3 semanas seguidas. Quando eu não sentava no mesmo lugar, ele e a amiga ficavam me procurando, mas nenhum dos dois tinha a atitude de me chamar para uma conversa. Após mais uma semana, meu supervisor percebeu o movimento e foi diretamente até ele, para saber o motivo daquilo. Quando meu supervisor veio falar comigo, disse que o meu crush era hétero e que, quando perguntou a ele se rolava ficar comigo, ele não respondeu nada, somente sorriu, nem confirmou e nem negou. No mesmo dia, eu comentei com uma colega de trabalho sobre ele, e ela, de fato, confirmou que ele era hétero e que, inclusive, é evangélico e casado com uma mulher. Eu sei que é loucura, mas eu me apaixonei por ele por causa dos sorrisos e dos olhares, que rolam até hoje. Obs.: já tentei ficar com outros caras, conhecer outras pessoas, mas não adiantou... ele não sai da minha cabeça.

Chama para conversar, o "não" você já tem, vai correr atrás do "sim". Chega nele e fala o que está acontecendo, o que você está sentindo, mas esteja pronta e preparada para receber um "não". Espero que você consiga acabar com essa angústia do seu coração, deve ser horrível ficar nessa situação. Um beijo!

Oi, rainha! Conheci uma menina na balada onde ela trabalha como DJ. Nessa época, ela ficava com uma menina que eu sempre odiei por diversos motivos. Começamos a conversar, marcamos de nos ver na semana seguinte e ficamos. Ela estava comigo e com a tal menina. Não demorou muito para eu criar um sentimento, então assumi para ela e perguntei se era recíproco, dando a ideia de que poderia haver algo sério entre nós duas. Porém, ela disse que não estava preparada para algo mais sério e disse que iríamos ficar somente uma com a outra. O problema é que ela estava mentindo e continuava ficando com a outra menina. Três meses depois, eu a pedi em namoro, ela aceitou imediatamente e ficou tudo lindo. Hoje, estamos juntas faz 1 ano e 1 mês. No decorrer desse ano, ela mentiu para mim, mas eu sempre perdoei, o problema é que as mentiras são sempre relacionadas à mesma garota. Atualmente, estou chateada e esgotada, não aguento mais tanta mentira, mas nós já envolvemos família e tudo mais. Não sei se devo terminar.

Esse negócio está meio estranho... essa DJ quer tocar em todas as baladas. Ela está mixando geral, mana! Você acha que precisa passar por isso? Onde está o seu amor próprio? Se olhe no espelho e pergunte a si mesma o que está faltando na sua vida para seguir em frente. Vá ser feliz! Um beijo!

Oi, madrinha linda, diva, maravilhosa! Eu namorava uma mulher há 4 anos, porém era um relacionamento escondido dos meus pais, afinal eles nunca aceitariam. Tenho 18 anos e conheci essa menina aos 14 anos. Tivemos uma briga e acabamos nos afastando por 1 mês. Durante esse tempo, eu conheci um cara incrível e começamos a namorar. Depois, eu e ela conversamos, mas acabei voltando e, consequentemente, ficando em 2 relacionamentos. Ela sempre foi muito ciumenta e isso acabava me deixando mal; inclusive, até me proibia de fazer coisas que eu gosto... Diferente dela, ele sempre foi um amor comigo, sempre bastante carinhoso e cuidadoso. Nessa bagunça, depois de 6 meses com os dois, ela acabou descobrindo que eu namorava um cara enquanto estava com ela. Terminou comigo e ameaçou espalhar vídeos íntimos que tínhamos. Agora, estou muito arrependida, porque a amo e estou com medo de ser exposta depois dessas ameaças, mas também gosto muito do cara que estou namorando. Madrinha, me ajuda!

Então, gosta de menino e menina, certo? Você se descobriu bissexual. O importante é ser feliz. O que eu não achei legal foi o lance de expor os vídeos, achei feio. O conselho para esse momento é: termina com os dois. E repensa. Tire um momento para você. Boa sorte e beijo!

Oi, Pepita. Tenho 20 anos e sou de Porto Alegre. Conheço você há pouco tempo, mas já me tornei uma grande fã sua. Em 2016, eu estava muito apaixonada por uma garota, uma desconhecida que eu sempre dava um "oi" quando passava pelos corredores da escola. Nesse mesmo ano, começamos uma amizade e, em seguida, um namoro. Porém, era um namoro virtual... e ela não sabia que era eu do outro lado da tela. Sim, eu criei um *fake*. Não me julgue! Isso durou 1 ano e meio e acabou quando contei a ela a verdade. Foi terrível e isso me afundou. Por muito tempo, fiquei pedindo desculpas até perceber que ela precisava de espaço. Após um bom tempo, passei por 2 tentativas de suicídio, além de outras coisas mais que aconteceram em minha vida. Ela veio conversar comigo e, no fim, acabamos nos entendendo e ficamos somente na amizade. Eu sentia muita falta dela, mas, é claro, o retorno da amizade não foi igual a antes. No Natal de 2018, conheci uma garota por um aplicativo e namorei, mas me peguei pensando nessa minha amiga e no sentimento que sentia por ela e talvez ainda sinta. Estou muito insegura, ela é hétero, mas ultimamente ela não tem saído da minha cabeça. Eu não sei o que fazer. Gosto dessa garota que conheci recentemente, mas não quero ficar com ninguém até ter certeza de que esse sentimento passou, assim não machuco ninguém, só que tenho medo de que ela não entenda e desista de esperar. E agora? Será que eu devo esperar para ter certeza ou sigo com essa outra garota? Enfim, agradeço se me ajudar. Amo você!

Eu não curto esse negócio de mentira. Na vida, a gente já conhece a palavra "não", por isso podemos correr atrás do "sim". Então, não precisava ficar mentindo para a garota. E outra: se você não resolveu a rosa do seu jardim, não plante uma rosa no jardim do outro. Claramente, você ainda não se resolveu, gosta da menina e ainda nutre um sentimento por ela. Você pegou esse sentimento guardado e transferiu para outra pessoa. Então, se coloque no lugar dessa garota por alguns segundos e reflita. Beijos!

Dinda, é o seguinte, o meu ex-namorado me trocou por um boy magia lindo. Morávamos juntos desde 2014 e, nesse ano, ele me trocou por esse boy. O único problema é que eu e ele moramos na mesma casa ainda, e eu sou obrigado a aceitar. A casa que moramos é própria e está no nosso nome. Então, eu, que não sou nada santa, resolvi não me importar e ir atrás de um novo amor. Só que o meu ex faz com que eu me sinta culpado, como se eu estivesse fazendo algo de errado e eu nunca consigo sair com ninguém sem ele me atrapalhar. Dinda, o que eu faço?

Oh, linda-linda, pega a mochila, porque a gente tem o direito de fazer escolhas e não é obrigado a aceitar tudo. Desnecessário você passar por isso. Você já apertou o botão com a letrinha "f"? Eu não me prendo por bem material de maneira nenhuma. Hoje, tenho uma casa; amanhã, vou ter outra. Sabe o motivo? Porque o cara lá de cima é fiel a mim, e ele não vai me desamparar. Então, pega sua mochila, bota nas costas e vai viver sua vida. O tatu mora dentro de um buraco e vive muito bem. Às vezes, a gente pode morar num lugar pequenininho e ser mais feliz do que quem mora em um castelo. Você está passando por isso porque quer e se permitiu acontecer. Quer dizer que ele me xinga e eu o xingo também? Nossa, precisamos ser mais evoluídos. Não é porque eu bato em você que você precisa me devolver na mesma moeda. Já vivemos num mundo de muito preconceito e muita violência, se a gente pagar na mesma moeda, fica feio. Pegue a mochila e o que for seu. O que for dele, você deixa... Vai montando sua casinha com o seu pouco. Eu sei que você vai conseguir e vai ter sua paz. Beijos e boa sorte!

Oi, Pepita! Estou passando por um momento delicado. Meu relacionamento durou 2 anos e agora terminamos, foi meu melhor namoro, mas, devido a alguns vacilos meus, não deu certo. Hoje, estou com outro e ele também está com outra. Mas, para mim, não é a mesma coisa. Sabe quando você tem a sensação de que viveu o ápice do amor e agora só vai ter doses menores do que já teve? É angustiante! Ainda não o esqueci completamente. Beijos!

Mana, na vida, o ser humano não pode trazer o que passou, é a mesma coisa que mudar de guarda-roupas: roupas velhas ou usadas colocamos em uma caixa e doamos para quem precisa e começamos a arrumá-lo com roupas novas e estilosas. Relacionamento, para mim, é isso: o que passou, passou! Eu aprendi uma coisa: amar, a gente só ama uma vez; gostar, a gente gosta de muita coisa. Além do mais, o passarinho voa, mas volta para gaiola para se alimentar. Se ele tiver que ser seu, vão se passar anos, meses e a história vai reaparecer.

Pepita, estou vivendo com uma pessoa há 4 anos e no início estava uma maravilha, porém, de 3 anos para cá, praticamente só eu pago as contas da casa e, todas as vezes que eu tento conversar sobre isso, ele briga comigo e acabamos sem resolver nada. Gosto dele, mas do jeito que está não dá mais. Ele é muito acomodado e vê que estou sempre dando um jeito de resolver tudo: eu pago aluguel, condomínio, faço compras... E tem outro porém: de uns tempos para cá, ele só fica em bares até 2h ou 3h da manhã e acha que está certo. Nem fazer sexo a gente faz mais, é uma vez no mês e olhe lá. Não aguento mais e não estou feliz nesse relacionamento.

Oi, linda-linda. Manda um recadinho meu para esse cara que está aí na tua sombra: volta para casa dos pais, pois é feio ficar à sombra dos outros. Agora, mana, esse recado é para você: a maior culpa é sua, porque relacionamento quando começa assim "vamos sair para lanchar" e você quer pagar, o ser humano se acomoda. Tem ser humano que é conhecido como pato, só lava o bumbum, e ele deve ser um desses. Dá um TCHAU bem grande para ele, bebê. Deixa esse maribondo voar e ir embora, porque eu tenho certeza que você deve ser uma pessoa muito bacana, muito iluminada e merece ser feliz. Beijos!

Pepita, não estou sofrendo por ninguém, mas o problema sou eu. Estou com 23 anos e nunca namorei, enquanto meu avô arrumou uma namorada, minha tia que era encalhada arrumou um namorado e até meus primos mais novos estão namorando. Daí eu fico na dúvida se o problema é por eu viver no mundo gay, por minha aparência, por ter sido piranha no passado ou pelo fato de querer tanto encontrar alguém que me ame que acabo afastando as pessoas de mim. Fico muito frustrado por nunca ter escutado um "eu te amo", apesar de já ter dito o mesmo para outras pessoas e para mim mesmo. O fato é que, apesar de amar sua música, tenho muito medo de ter sido uma vez piranha e agora ser piranha até morrer. Quero morrer com um @ do meu lado.

Amor, teu avô desencalhou e até a tia desencalhou, A-M-E-I! Mano, está complicado, está muito complicado... Mas eu vou tentar te ajudar! O ser humano tem um jeito muito errado de agir, pensamos que queremos um cara muito sarado, bonito, de carro ou de moto e, aí, a gente vai ver e o cara não é nada disso e, de repente, estamos num ônibus, dentro do metrô ou a pé e achamos um companheiro. Sobre ser piranha, eu acho que a gente vai morrer sendo piranha, porque em quatro paredes vale tudo, desde que tenha um respeito e uma pimenta entre vocês dois. Em quatro paredes, eu sou piranha até morrer, mas toda piranha tem um chinelo velho para calçar, mana. Dá um tempo ao tempo, eu tenho certeza de que você vai conhecer alguém... Mas vai curtindo. E para com esse negócio de "a minha aparência"! Podemos ser felizes da forma que quisermos, independente de sermos gordos, altos, magros, baixos, de cabelo liso ou cacheado... O importante é ser feliz, o preconceito vem do lado de fora, entre a gente não tem que existir. No tempo certo, eu tenho certeza que você vai conseguir alguém.

Dinda, meu problema não é bem amoroso, mas me incomoda muito, muito mesmo, ao ponto de eu me isolar do mundo. Já tenho outros problemas que me trazem pensamentos negativos, como depressão e compulsão alimentar. Sou gay e passivo, sempre tive vontade só de dar, mas toda vez que tento fazer anal não consigo. Por isso, até tentei uma vez ser ativo, só que não rolou. Isso me deixa muito chateado, porque, às vezes, conheço alguns rapazes e não quero compromisso, só putaria mesmo, mas sou tão inútil, nem para sexo sirvo.

Vamos começar tirando dessa frase a palavra "inútil"! Somos importantes, sim, estamos nesse mundo porque somos importantes. Não estou chamando você de doente, nem de maluco, mas nada melhor do que um psicólogo. Eu fiz um tempo também e achei maravilhoso, nada melhor do que você ter alguém que te escuta e no final fala: "vamos ver o que dá para ser feito para te ajudar?", e te ajuda! Quero que você me procure, porque a equipe que está me ajudando vai tentar te ajudar e eu tenho certeza que você vai ser um ser humano muito feliz.

Dinda, tem um ano mais ou menos que conheci uma pessoa pela internet e eu nunca me identifiquei tanto com alguém. A gente, em menos de uma semana conversando, começou a namorar (sem nos conhecermos pessoalmente) e assim foi passando o tempo... Ficamos 4 meses juntos, sem nos conhecermos, e eu gostava muito dessa pessoa, mas nós terminamos e, no outro dia, entrei no Facebook para ver uma foto, e lá estava ele anunciando um namoro com outra pessoa. Tipo, eu e ele terminamos e, um dia depois, ele já estava com outra. Meu mundo caiu, passei a noite toda chorando, e, para piorar, depois descobri que, na verdade, ele era uma mulher. Fiquei sem chão! Certo dia, ela me mandou uma mensagem se desculpando e disse que queria me ver. A gente se viu, ela me explicou o que tinha acontecido e eu a perdoei, mas não gostava mais dela. Saímos de novo e ficamos. Agora estou confusa e, tipo, ela só me chama quando quer e é raro ela me dar atenção. Para piorar, voltei a gostar dela. Me ajuda. O que eu faço?

Minha gostosa, às vezes, a gente conhece pessoas em aplicativos (e existem várias assim por aí) que têm máscara de anjo, mas são o diabo. Então, antes de você conhecer alguém, vá procurar saber direito dessa pessoa. Agora, vocês já se conheceram e ficaram, então o caso é de dar um tempo. Para ela deve ter sido confuso; para você, foi muito mais, mas a sua ficha caiu. O tempo é o senhor da resposta, e eu tenho certeza que ele vai te dar uma.

Oi, Pepita! Minha situação é um pouco complicada. Já vivo com o cara há mais ou menos 2 anos, saí do meu apartamento para viver com ele, vendi tudo que eu tinha, mas, hoje em dia, acho que não nos amamos mais, traições e desrespeito são as coisas mais comuns nessa relação! A pior parte é que, se eu o deixar, acho que vou sofrer, pois vou sentir falta do companheirismo. Será que me acostumo? O que eu faço?

Oi, amor! Já começou errado. Viu como a emoção transforma situações que não são para acontecer? Você tinha que ter continuado com o seu apê. Você mudou a sua vida, mudou seu hábito para viver com um cara que te trai e você fala de falta de companheirismo? Que companheirismo, mana? Vai viver a sua vida, linda-linda. Eu penso assim: a gente ganha o milho, do milho a gente monta uma espiga e, da espiga, a gente monta um milharal e assim conseguimos manter a nossa vida. Boa sorte para você e muita força para botar sua vida para andar.

Olá, dinda. Estou num conflito porque estou ficando com o ex de um amigo. Ele me disse que já havia me visto numa comemoração na casa desse meu amigo, quando eles estavam apenas ficando, e só depois percebeu que o cara que ele estava afim (no caso, eu) era amigo do seu ficante. Passou um tempo, eles terminaram e agora ele se declarou para mim dizendo que quer ficar junto e me conhecer melhor. O que eu faço? Porque não quero magoar meu amigo nem perder a amizade, mas também quero muito ficar com o boy.

Linda-linda, tem coisa que brilha, mas não é ouro, vamos deixar de ser olho grande. Nesse mundo, existem amigos de verdade e há seres humanos muito egoístas. Eu conto nos dedos os amigos que tenho e sei que eles são meus amigos até debaixo d'água. Então, coloca na balança um pouco amigo x crush. Será que vai valer a pena?

Sempre tive problemas em me relacionar e fui muito traído, o que me fez crescer, apesar da pouca vivência. Como proteção, criei um bloqueio em me aproximar e confiar nas pessoas, mas ia começar a fazer uma faculdade e, no grupo dos novos alunos, tem um boy MARAVILHOSO! Eis que, certo dia, o danado me chamou no privado e aí os pensamentos vão a mil, né? Com o tempo, já foram ligações, muitos papos e tal. Ele é uma pessoa muito carinhosa, mas, às vezes, vejo algumas postagens que me deixam com a pulga atrás da orelha. Ele faz mil planos comigo, tinha até me pedido em namoro, mas eu recusei de cara, quis ir devagar. Ao mesmo tempo, quero me apegar a ele e não consigo. Vejo que ele posta certas coisas e não posso cobrar, pois não temos nada. Me ajuda, dinda!

Ninguém é feliz usando máscara, usando fantasia, vivendo num mundo que não é seu. O boy é maravilhoso (me arrepio toda só de ler essa palavra), mas ele não é sua propriedade para você querer controlar as postagens dele. Vocês nem começaram a namorar ainda, imagina quando começarem... Você vai querer cheirar a roupa dele, mexer nas coisas, futucar rede social... Não crie um lar de cobrança, não, vai curtindo. Umas mensagens bacanas, um jantarzinho a dois, um cinema, um teatro, uma boa música... Acho que vai ser muito bom para um começar a conhecer o outro, ver o que ele tem de bom, e de ruim, porque ninguém é totalmente perfeito. Vai curtindo e dando tempo, tenho certeza que vocês vão se ajustar!

Oi, meu amor, tudo bem? Meu dilema é o seguinte: sempre fui passivo, mas sinto muito medo de ter alguma relação com um @, porque dói muito. Não gosto de ser ativo, me sinto mais confortável sendo passivo, mas, além da dor, tenho medo de fazer a chuca. O que eu faço?

Oh, bebê, o que eu posso dizer? É dolorido mesmo, mas o que eu posso te aconselhar é: vai com calma. Faz uns testezinhos em casa, não vai na empolgação de conhecer uma pessoa e ir logo. Compra um brinquedinho, eu mesma tinha um (perdi a uns dois meses atrás, pois é!), não é vergonhoso dizer que tem um brinquedinho em casa. Agora, linda-linda, a chuca é uma questão de higiene. Tem que dar uma lavada, passar um cremezinho ou óleo cai muito bem no edi. Vamos fazer a higiene para não passar vergonha? Você já tem medo de ser passiva e ainda não faz a higiene... é certeza de que vai mandar um cheque sem fundo. Estou aqui torcendo por você, mana! Boa sorte!

Olá, Pepita. Primeiramente, quero dizer que você é uma pessoa cheia de luz e incrível! Tu és um ser humano abençoado por enviar amor a todos! Graças a você a minha autoestima melhorou e agora sou feliz por ser quem eu sou. Bom, eu conheci um cara num aplicativo, no Tinder. Ele mora um pouco distante e a gente se conheceu porque ele veio até a minha cidade. Marcamos de nos ver novamente duas semanas depois; dessa vez, conheci a cidade dele e passei o fim de semana lá. O boy é formado, tem mestrado e doutorado, tem uma vida "perfeita", falta apenas eu na vida dele. Só que, sem querer, vi algumas mensagens de aplicativo de pegação quando estava na casa dele. Eu não li, apenas bati o olho e vi várias mensagens, também descobri uma gaveta cheia de camisinhas e todos os tipos de lubrificantes e até com aquelas cuecas que deixam a bunda de fora. Fiquei meio assustado. Ele veio falar comigo meio seco, sei lá, depois que a gente se viu pela segunda vez. Eu sinto algo por ele, porém acho que ele não quer nada comigo além de sexo. O que devo fazer, jogar a real que eu quero algo sério ou deixar rolar e ficar na minha sem criar expectativas, sendo que já criei um pouco? Beijos, te amo!

A primeira vez que me expus nas redes sociais, eu fui muito crucificada. Primeiro, me julgaram pela aparência; depois, por ser uma travesti e, em seguida, por eu ser funkeira. Então, saber que fiz algo de bom para você é o maior cachê que posso receber na vida, e eu fico muito feliz com a pessoa iluminada que sou. Muito obrigada.

Mana, você não vem desconversar, afinal vocês se conheceram nesses aplicativos aí também. Esse é um hábito que ele já tem e, com certeza, uma hora ou outra você ia ver essas mensagens. Vou te dar um conselho: gosta de vôlei? Então dá aquele bloqueio nele no WhatsApp e beijo, porque você não vai conseguir mudá-lo. Ele já é uma pedra bruta, linda-

linda, ele gosta dessas coisas. O que a gente não vê, o coração não sente, e o que tu fez foi feio também. Você o conheceu em um aplicativo, então não tem como cobrar alguma coisa que não vai existir. Respeito, fidelidade não vão existir nem que você queira, viva a sua vida! Do que adianta ele ser tão estudado e não ter respeito? Eu prefiro ser do gueto, travesti, favelada e respeitar o ser humano. Procure alguém que te mereça e te respeite.

Tenho 16 anos e sou mãe há cinco meses! Não estou com o pai da minha filha por motivos de desentendimento, ele é um cara extremamente machista e eu sou uma menina cheia de liberdade e rodeada de amigos. Depois que tive a minha filha, voltei com um ex anterior ao pai dela. Porém, fui vítima do preconceito da família dele e nos afastamos. Agora, ele diz que quer ficar comigo de novo, mas estou conversando com outro cara, que é carinhoso e parece querer algo sério comigo. Tive depressão na gravidez e estou me sentindo muito só, como se faltasse uma presença masculina ao meu lado. Me ajuda, o que devo fazer?

Difícil hein, mana. Você é muito nova, ou seja: uma criança cuidando de outra criança. E fica bem claro que você é uma pessoa cheia de liberdade, linda-linda, mas não está usando essa liberdade direito e nem pensando grande, porque ex é sempre ex. Essa história de "me deu uma fraqueza, eu procurei meu ex" é sinônimo de ser humano que não está usando a cabecinha direito. Não dá, tem tanta gente bacana para você conhecer, tanta gente com uma energia bacana... Não se esqueça que agora você não é mais sozinha, tem alguém que precisa muito mais de você. Estou vendo que você é uma menina muito... para frente, não é, linda-linda? Mas essa autoestima está muito baixa, hein! Corre lá e pega o espelho, se olha e fala para você mesma: "eu não quero passar por isso". Agora você tem um anjinho que precisa da sua força, foca nisso. Tenho certeza que ela vai ser sua amiga, sua parceira para o resto da sua vida. E é isso que importa, o amor e um cara bacana vão vir no tempo certo.

Olá, minha história é a seguinte: sou militar do exército há alguns anos e, desde que entrei, ouço piadinhas, indiretas, deboches e comentários preconceituosos de alguns colegas. Já sofri muito porque meu pai não me aceitava, aí veio o quartel e fiquei pior. Não aguento mais me esconder para ficar bem no serviço. Só tenho 1 amigo no quartel, que me ajudou e me ajuda até hoje.

O conselho é: você precisa ser quem você quer ser. O problema é que aqui fora está bem difícil arrumar um emprego, então, aguenta mais um pouco, faz seu pezinho de meia e depois, se quiser, pode sair desse lugar. É um direito seu. Mas também pode continuar, crescer nessa carreira e fazer eles baixarem a cabeça para você. Para qualquer uma das opções, eu estarei torcendo por você. Um beijo!

Oi, dinda! Primeiramente, obrigado por fazer o "Cartas pra Pepita", me sinto mais próximo de você, saiba que você é uma inspiração para mim. Ano passado, recebi o diagnóstico de que tenho HIV. Está sendo muito difícil para mim, mas estou me cuidando e fazendo o tratamento. Meus pais são pastores evangélicos e ainda não aceitaram que sou gay, por isso tenho muito medo de que eles descubram minha sorologia e, ainda, que saibam pela boca de terceiros. Porém, me sinto engasgado e gostaria muito de ter um apoio, um abraço, um ombro. O que faço? Sinto como se estivesse me afogando. Eu não consigo confiar nas pessoas, exceto meus amigos mais próximos.

Parabéns pela iniciativa de começar a se tratar. Abra o seu coração para os seus pais, vai chegar uma hora que essa sensação vai ficar pior. Entendo o quanto é complicado a gente precisar de um apoio e não ter, mas eles são sua família. Talvez, esteja na hora de ter essa conversa com eles, isso vai ser melhor para você, para o seu coração e sua alma. Estarei torcendo por você. Beijos!

Pepita, preciso de ajuda! Há alguns meses, meu marido faleceu devido ao diabetes. Um mês depois, ganhei um amigo muito importante, que me ajudou a lidar com a perda. Porém, após alguns dias de amizade, acabamos nos envolvendo e, em seguida, transamos. Ainda estou de luto, sem criar expectativas ou pensar em futuros relacionamentos, mas essa semana descobri que sou soropositivo e isso me deixou muito abalado. O problema é: não sei se devo contar ao meu "amigo", pois tenho receio de sua reação. Eu o amo como pessoa e ele diz que sente o mesmo, mas eu estou tão adormecido emocionalmente e confuso que não sei o que fazer nesse momento. O que você acha, dinda? Me ajuda! Beijos! Amo você!

Vamos cuidar da saúde, hein! Se cuidar, se prevenir e usar camisinha! Você perdeu seu companheiro e agora descobriu sobre isso, eu desejo muita força para você. E, sim, você precisa contar. O que a gente não quer para gente, não pode dar aos outros. A verdade sempre tem que prevalecer. Só há duas opções: 1) ele vestir a camisa e ficar ao seu lado ou 2) ele pegar a mochila e ir embora. É complicado? Sim, é! É triste? Sim, é! Mas precisa usar camisinha! Se ele não quiser continuar com você, a vida vai continuar. Acho que tem coisas mais importantes do que um companheiro para você se preocupar. Estarei torcendo por você. Beijos!

Oi, dinda, tudo bem? Venho me descobrindo como uma mulher trans. Percebo isso desde os meus 6 anos, quando estava na quarta ou quinta série. Nessa época, falei para a minha mãe que queria ser menina e, de imediato, ela negou e disse que falaria ao meu pai. Ao saber disso, meu pai me repreendeu, disse que sou menino e que nunca poderia mudar isso. Ele foi pedir ajuda na escola, onde conversou com minha orientadora, que falou que era muito normal aquilo acontecer. Não sei se foi ela (acredito que sim) que indicou o livro "Minha mãe botou um ovo", mas, quando li, foi muito traumatizante, eu via palhaços transando em diversas posições, mas a vontade de ser uma garota não passou. Hoje eu tenho 15 anos, e essa situação só piora com a chegada da adolescência.

É muito complicado aos 15 anos querer se tornar uma menina trans, vá com calma! Se for se hormonizar, fazer algum tratamento estético, procure uma pessoa bacana para fazer isso. Primeiro, você é muito nova, ainda não sabe se, de fato, é isso que quer. É muito fácil a gente querer ser algo, mas precisa lembrar que é importante ter certeza sobre isso. Um beijo no seu coração e felicidades.

Pepita, preciso muito de uma ajuda sua. Sou garoto de programa e estou apaixonado por um boy, e ele também está apaixonado por mim. Ele quer muito que eu saia dessa vida, e eu disse que iria fazer isso e ficar um tempo na casa da minha irmã, mas ele não confia em mim. Ele acha que, sempre que saio, eu arrumo um homem para levar para cama. E eu acho isso muito errado. Ele diz umas coisas que me magoam muito e fica parecendo que quer desistir de tudo, mesmo me amando. Me ajuda, por favor!

Quando a pessoa não confia na gente, precisamos fazer o possível para criar alguma base, algum tipo de confiança. Mas, lembre-se, não tem que criar um personagem, não é isso, você precisa ser você. Pela sua carta, percebo que isso não vai ser tão difícil, já que você disse que o ama e está disposto a parar com esse trabalho. Daqui a pouco, isso está resolvido. Boa sorte e um beijo para você e para ele, que quer te tirar dessa vida.

Olá, Pepita! Eu sempre fui bem aberto em relação a minha sexualidade, sempre tive orgulho. As pessoas ao meu redor, incluindo minha família, sempre se mostravam à vontade em relação a isso. Sempre me senti seguro na rua quando namorava, andava de mãos dadas ou quando demonstrava qualquer tipo de afeto, mas por conta dessas eleições, muitas pessoas "saíram do armário" e parece que eu vivia numa bolha até hoje. Algumas pessoas próximas estão demonstrando cada vez mais sua homofobia, seu ódio,e apoiando o Coisa Ruim, algo que eu não esperava. Eu não me sinto mais seguro para sair na rua sozinho à noite. Não consigo mais dormir direito. Estou tendo ataques de ansiedade. Estou com medo, muito medo, Pepita. Me sinto sem apoio, cercado por ódio. Enfim, desculpa pelo desabafo e obrigado por ser tão forte e lutar por nós.

Amor, não precisa pedir desculpas. Eu vivo 24h embaixo desse arco-íris e sempre sou a primeira (incluo aqui minhas amigas travestis) a levar paulada, tiro, pedrada, cuspe, latada. Mesmo assim, a gente está sempre pronta para pôr a cara e trazer o nosso pelotão. Eu acho que nessas eleições perdemos muitos amigos e sei o quanto isso é triste. Se essas pessoas fossem suas amigas, iriam entender o que você passou, passa ou vai passar e colocariam a mão na consciência na hora de exercer o papel de eleitor. Não estamos sozinhos, você não está só, pois essa briga é nossa!

Oi, dinda! Primeiramente, gostaria de dizer que sou eu fã e te amo muito. Então, há 1 mês, conheci um casal (sim, um CASAL!), e eles queriam um relacionamento a 3. Eu nunca tinha tido essa experiência e ainda é tudo muito novo para mim, mas, como os dois são muito gente boa, sem falar no quanto são bonitos, resolvi dar uma chance. Eu não acreditava muito que pudesse existir um relacionamento entre 3 pessoas, mas pude ver que é real, sim. Estou me apegando a eles e gostando, mas tem um problema: mesmo nesse relacionamento, eu ainda me sinto sozinho, apesar de eles falarem que também faço parte. Eu conheci outro carinha e estou curtindo, mas o casal ainda está me atraindo muito. Estou em dúvida se largo o casal e tento construir um relacionamento monogâmico ou se me aprofundo mais nessa experiência.

Eu sou muito egoísta, eu não ia gostar muito de dividir, mas respeito quem consegue. No início da carta, percebi que você estava curtindo a nova experiência, mas tive a impressão de que você gosta de ter o seu próprio prato. Esse tempero novo pode ter um sabor diferente, talvez o sabor tradicional seja o que mais te agrada. Então, que tal dar uma oportunidade de conhecer essa outra pessoa que apareceu na sua vida? Se tiver que ser, vai ser. Beijos!

Oi, linda-linda! Tudo bem? Quero muito sua ajuda! Em 2015, comecei a namorar um policial militar, éramos muito felizes. Em 2016, ele foi assassinado ao tentar reagir a um assalto. Por causa disso, sofri por mais de um ano com depressão, engordei 35kg e, infelizmente, até tentei suicídio. O tempo passou e eu fui me cuidar com especialistas, ainda estou sendo acompanhado, mas estou novo em folha. O problema é que eu não consigo ficar com ninguém. Sim, são mais de 2 anos de celibato. Eu tenho a impressão de que não atraio as pessoas e, assim, não consigo ter um novo relacionamento. Apesar de também ser militar, não teria problema viver um amor, mas cadê o meu mozão, Pepita? Me ajuda!

É muito complicado a gente perder uma pessoa que ama, não é? A sensação é que fica uma lacuna vazia na nossa vida, mas você tem o direito de ser feliz, de conhecer alguém... Dê espaço para isso. Tudo tem o seu tempo para acontecer, então não se precipite, você vai encontrar alguém que vai te fazer feliz. Beijos!

Oi, Pepita! Eu curto muito o seu trabalho! Tenho 24 anos e vou contar minha história para você: a minha primeira relação homossexual foi aos 15 anos com um pastor de uma igreja que eu frequentava. Na primeira vez em que fiquei com ele, não fui mais para a igreja, mas ele continuou sendo pastor. Tivemos uma relação de 2 anos, em que tínhamos relação sexual antes e depois do culto. Há algum tempo, toda vez que eu volto para casa bêbado após a balada, acabo o encontrando indo à igreja na companhia dos irmãos. Ele me ofende e me xinga de demônio, também diz que não vou para o céu. Nunca fiz nada contra ele e não contei sobre a relação que tínhamos para ninguém. Já pensei em ir à igreja dele e o desmascarar na frente de todo mundo. O que faço?

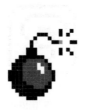

Não, isso é feio. Não precisa fazer isso. Vão acabar ofendo você. Na minha vida, eu aprendi a seguinte expressão: "quem tem vergonha não faz vergonha". Quando tiver uma oportunidade, somente vocês dois, de se encontrar, chame ele para conversar. Beba e continue dando muita pinta! Não deixe de ser você por causa disso. Beijos!

Oi, eu nasci homem, mas não me identifico com o meu corpo. Desde pequena, eu me identifico mais com o universo feminino que com o masculino. Ainda criança, brincava de bonecas, gostava de maquiagem e coisas que garotas costumam gostar. Aos 12 anos, me assumi homossexual, achava que estava tudo bem. Porém, me enganei. De lá para cá, as dúvidas que eu sempre tive foram ficando maiores e fui me afeminando cada vez mais. Hoje, com 17 anos, estou prestes a descobrir que não sou homossexual, que isso foi uma fachada o tempo todo, pois sou transgênero. Sempre tive dúvidas sobre isso, estranhava meu corpo e agora não me identifico com ele. Sinto vergonha de ter relações com outras pessoas, está uma briga dentro de mim. Será que nasci para ser infeliz? Por que isso está acontecendo comigo?

Claro que você nasceu para ser feliz. Retire a palavra "infelicidade" da sua boca. A primeira dica é procurar um psicólogo, que ele vai te ajudar. Você está confusa, afinal é uma mudança muito grande na sua vida. Eu tenho certeza de que você vai ser uma feliz. Vá procurar ajuda e comece a entender o que está acontecendo com você. Boa sorte e um grande beijo!

Oi, é uma honra estar enviando essa carta. Você é um ser humano incrível e eu espero que nunca mude. Quero pedir um conselho: eu tenho um namorado que tem pais extremamente religiosos e intolerantes, eles não se importam com a felicidade do filho e, se algum dia ele se assumir publicamente, a família dele vai cortar laços. Inclusive, o pai dele já o ameaçou de morte várias vezes... Há um mês, o pai dele nos viu juntos e pegou uma faca para tentar me matar, mas eu o enfrentei e, quando ele viu que não ia conseguir, fugiu. Desde então, eu e meu namorado não nos falamos mais porque ele sofre frequentemente ameaças em casa. Se o pai dele descobrir que ainda nos falamos, ele vai matá-lo. Porém, eu o amo muito e não sei o que fazer, afinal ainda não temos condições para vivermos juntos.

Essa é a minha essência. Você que me admira como pessoa e profissional pode ficar tranquilo, pois eu vou ser a mesma pessoa sempre. Se eu estiver com sono ou com fome, eu fico um pouco estressada, mas, fora isso, eu adoro uma bagunça. Essa história é mais preocupante do que eu imaginava... Pelo jeito, ele está entre dois sentimentos: medo do pai e amor por você. Dê um tempo e entenda o que ele está passando. Espero que tenha conseguido ajudar. Boa sorte e beijos!

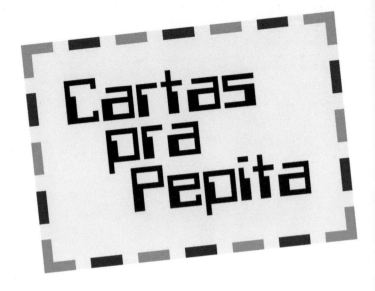

UMA PUBLICAÇÃO
MONOCÓ LITERATURA LGBTQ+

O SELO DA DIVERSIDADE DA
EDITORA AROLE CULTURAL

Acesse o site
www.arolecultural.com.br